LA DÉPOPULATION A LYON

Ses principaux remèdes

PROTECTION DE LA GROSSESSE, LIBERTÉ DE TESTER
ALLAITEMENT RATIONNEL

PAR

Le Docteur FABRE

Professeur de clinique obstétricale à l'Université de Lyon

RAPPORT LU AU CONGRÈS D'HYGIÈNE

Lyon, le 14 mai 1907

La dépopulation est le suicide d'une nation.
(ROOSEVELT.)

LYON
IMPRIMERIES RÉUNIES
8, RUE RACHAIS, 8

1907

LA DÉPOPULATION A LYON

Ses principaux remèdes : Protection de la grossesse, liberté de tester, allaitement rationnel.

Par J. FABRE
Professeur de clinique obstétricale à l'Université de Lyon.

La France traverse une crise terrible : sa population reste stationnaire ou n'augmente que dans des proportions presque nulles, la natalité diminue, la mortalité reste élevée, le résultat est qu'il se produit une dépopulation réelle : si on examine les statistiques, il est facile de constater que, à chaque recensement, le phénomène s'aggrave et l'on peut dire, avec M. Bertillon, que la race française se trouve proche de sa perte par suite de son infériorité numérique à l'égard des nations voisines.

C'est par le nombre de leurs habitants que les nations se classent dans le monde, quand l'une d'elles grandit plus rapidement qu'une autre, celle-ci déchoit, quels que soient ses progrès au point de vue économique.

Au commencement du XIXe siècle, la France comptait pour les 19 centièmes de la population de l'Europe, l'Allemagne pour 15 centièmes, l'Angleterre pour 11 centièmes. La France était la deuxième puissance par le nombre. Aujourd'hui la Russie, l'Allemagne l'Autriche-Hongrie, le Royaume-Uni passent avant elle.

En chiffres absolus, on trouve que la population de la France n'a augmenté que de 3 millions d'habitants de 1873 à 1905 : bien plus, si l'on examine le régime suivant lequel s'est fait ce modeste accroissement, on constate que le mouvement ascensionnel tend à diminuer: de 1901 à 1906, l'augmentation n'a été que de 300,000 habitants, soit en moyenne 60,000 habitants par an.

Symptôme non moins alarmant, alors que 38 départements présentaient, en 1901, un excédent de naissances sur les décès, en 1905 on ne trouve plus que 5 départements dans ce cas.

Lyon, de 1901 à 1905, a gagné 13,000 habitants et cependant le département du Rhône se dépeuple : nous verrons du reste qu'à Lyon les décès sont plus nombreux que les naissances.

Tandis que le nombre des naissances était en France de 874,000 en 1873, en 1905 ce nombre tombe à 805,000 : c'est une perte de 69,000 et ce chiffre tend à diminuer. Lyon perd à lui seul 1,500 naissances : de 10,000 en 1873, les naissances ne sont plus que de 8,500 en 1905.

La mortalité reste en France assez élevée : le nombre des décès tend à diminuer, mais l'excédent des naissances sur les décès est très faible, et en 1895 et en 1900, il y a eu plus de décès que de naissances.

A Lyon, la natalité diminue d'une manière considérable ; en 1872, elle était de 27,9 pour mille habitants ; en 1906, elle est de 18,7 seulement : chiffre bien au-dessous de la moyenne française de natalité qui est de 22.

Natalité à Lyon de 1872 à 1905.

	Population	Naissances	Natalité par mille habitants
1872	323.417	9.051	27.9
1875	342.815	8.606	25.3
1881	376.613	9.159	24.3
1886	401.930	8.495	21.1
1891	438.077	8.461	19.3
1896	466.767	8.420	18
1901	453.145	8.657	19.1
1906	468.718	8.473	18.7

Pendant la même période, la mortalité passe de 26,3 par mille habitants à 20,9 : chiffre relativement satisfaisant, mais plus élevé que la mortalité en Suisse et en Norvège.

Mortalité de Lyon de 1872 à 1906.

Années	Population	Décès	Mortalité par mille habitants
1872	323.417	8.578	26.3
1875	342.815	9.472	27.6
1881	376.613	9.341	24.8
1886	401.930	9.446	23.5
1891	438.077	9.371	21.4
1896	466.767	8.676	18.5
1901	453.145	8.977	19.8
1906	468.718	9.830	20.9

Si l'on compare le nombre des naissances et celui des décès, on constate que de 1897 à 1906, les décès sont toujours plus nombreux que les naissances : ce fait ne se produit pas seulement pendant ces dernières années, depuis 1868, il y a toujours eu excès de décès.

De 1901 à 1905, la population a augmenté de 15,573 habitants d'après le recensement et pendant cette période il s'est produit à Lyon 2,978 décès de plus que de naissances.

Depuis 1872, il y a toujours plus de décès que de naissances : la mortalité diminue, elle passe de 26 à 20 par mille, mais la natalité diminue plus rapidement, elle passe de 27.9 à 18,7 ; l'excès de mortalité est variable, mais n'est faible que lorsque les décès sont peu nombreux, les naissances diminuent presque régulièrement.

Mortalité et natalité à Lyon, de 1897 à 1906.

Années	Décès	Naissances	Excédents de décès
1897	8.862	8.422	440
1898	9 521	8.402	1.119
1899	9.694	8 665	1.029
1900	9.999	8.399	1.600
1901	8.977	8 657	320
1902	9.329	8.717	612
1903	8.913	8.528	385
1904	9 154	8.313	844
1905	9.186	8.366	820
1906	9.830	.473	367

Mortalité et natalité de Lyon, de 1872 à 1906.

Années	Mortalité par 1,000 habitants	Natalité par 1,000 habitants	Excès de mortalité	Excès de natalité
1872	26.3	27.9		1.6
1875	27.6	23.3	4.3	
1881	24.8	24.3	0.5	
1886	23.5	21.1	2.4	
1891	21.4	19.3	2.1	
1896	18.5	18	0.5	
1901	19.8	19.1	0.7	
1906	20.9	18.7	2.2	

On peut dire que la situation de Lyon au point de vue de la dépopulation est plus grave que celle de la France, et il est probable qu'il en est de même dans les grandes villes.

Si on examine la natalité et la mortalité de Lyon par semaine, on constate qu'en 1906, sur 48 semaines (la statistique manque pour 4 semaines), il y a 40 semaines où les décès sont plus nombreux que les naissances ; dans 8 semaines, il y a excédent de naissances. Ces excédents sont faibles et correspondent presque toujours à une mortalité faible.

Mortalité et natalité à Lyon, en 1906, par semaine.

Semaine finissant au	Décès	Naissances	Excédent de décès	Excédent de naissances
6 janvier............	185	160	25	
13 —	208	198	10	
27 —	204	169	35	
3 février..........	206	158	48	
10 —	182	157	35	
17 —	196	157	39	
24 —	185	176	9	
3 mars............	206	172	34	
10 —	223	195	28	
17 —	185	151	34	
24 —	181	174	7	
31 —	116	153		37
7 avril..........	233	174	59	
15 —	pas de statistique			
21 —	210	176	34	
28 —	198	180	18	
5 mai	182	163	19	
12 —	161	144	17	
19 —	170	175		5
26 —	173	175		2
2 juin	198	170	28	
9 —	168	172		4
16 —	185	150	35	
23 —	154	163		9
30 —	167	$\times$		
7 juillet..........	171	167	4	
14 —	178	118	60	
21 —	191	203		12
28 —	174	185		11

Semaine finissant au	Décès	Naissances	Excédent de décès	Excédent de naissances
4 août	231	132	99	
11 —	199	169	30	
18 —	172	159	13	
25 —	185	160	25	
1 septembre........	193	150	43	
8 —	205	146	59	
15 —	179	134	45	
22 —	152	116	36	
29 —	160	158	2	
6 octobre..........	171	151	20	
13 —	158	155	3	
20 —	174	113	61	
27 —	205	150	55	
3 novembre				
10 —	189	149	40	
17 —	159	163	4	
24 —	166	145	21	
1 décembre	221	154	67	
8 —	161	184		23
15 —	210	129	81	
22 —	177	132	45	
29 —	223	126	97	
			40 semaines	8 semaines

Jusqu'à présent, l'immigration de la population des campagnes avait
augmenté la population des grandes villes, mais la population des
départements n'avait pas diminué sensiblement. Actuellement, les
campagnes se dépeuplent et les villes n'augmentent plus : il s'agit bien
là de dépopulation réelle, le nombre des habitants diminue et l'augmentation légère constatée par les recensements va disparaître et faire place
à une diminution rapide du chiffre de la population.

COMPARAISON AVEC LES PEUPLES VOISINS

Pendant la même période, que se passe-t-il dans les nations voisines ?
De 1873 à 1905, *la population* de l'Allemagne passe de 42 millions
à 60 millions, l'excédent des naissances sur les décès est de 800,000
par an.

La population de l'Angleterre passe de 33 millions à 38 millions ; or, ce ne sont pas là des augmentations apparentes dues à un fléchissement de la mortalité, il suffit pour s'en convaincre d'opposer les chiffres suivants, dont tout commentaire serait superflu.

Tandis que l'Allemagne, la Suisse, l'Italie et la France sont respectivement entre elles, au point de vue de la natalité, comme 36, 29, 37 et 23, ces mêmes puissances sont entre elles, au point de vue de la mortalité, comme 25, 17, 27 et 22. De sorte que l'excédent annuel de l'Allemagne se trouve par 1,000 habitants de 11, celui de la Suisse de 12, celui de l'Italie de 10, celui de la France de 1.

Période de 1881 à 1890.

États	Nombre de naissances par 1,000 habitants	Nombre de décès par 1,000 habitants	Excédent annuel par 1,000 habitants
Norvège	30,6	17,9	12,7
Allemagne	36,8	25,1	11,7
Suisse	29,2	17	12,2
Hollande	34,2	21	13,2
Danemark	31,1	18,7	12,4
Espagne	36,9	28,6	8,3
Belgique	30	20,3	9,7
Autriche-Hongrie	37,9	31	8,9
Italie	37,8	27,3	10,5
Suisse	28,1	20,8	7,3
France	23,9	22,1	1,8

A Lyon, en 1906, la mortalité est de 20,9.

la natalité de 18,7.

L'excédent annuel est de 2,2 et porte sur les décès.

La situation à Lyon est donc plus grave que pour la France en général.

L'étude de la *densité moyenne de la population* de l'Europe donne par kilomètre carré :

Dans les Flandres	318 habitants
En Belgique	231 —
Dans la Grande-Bretagne	215 —
Dans le grand-duché de Bade	124 —
En Alsace-Lorraine	118 —
En Allemagne	100 —
En France	70 —

La France peut donc être comparée à un réservoir insuffisamment rempli, entouré de nations dont la population déborde et tend constamment à rétablir l'équilibre par l'émigration : chaque frontière subit cette invasion pacifique. Marseille compte 100,000 Italiens, Lyon 25,000 étrangers. Le bassin du Rhône est envahi par les Italiens, les départements du nord par les Belges, les Allemands sont nombreux dans tous les centres industriels. Dans ces dernières années, l'excédent des naissances françaises sur les décès a été dû pour un quart à la seule population étrangère qui habite la France.

On peut donc prévoir le moment où notre race disparaîtra d'elle-même peu à peu, à moins que l'invasion guerrière ne la fasse disparaître brusquement.

Les relations internationales reposent sur un état de paix armée, le maintien de l'équilibre est conditionné par l'entretien de forces militaires de nature à faire respecter l'indépendance des nations : or il est aisé de comprendre que, suivant l'augmentation ou la diminution de la population d'une puissance, les charges qui pèseront sur les habitants seront en sens inverse de ce mouvement de la population. Si la population augmente beaucoup et plus vite que les exigences militaires, les charges qui pèseront sur chaque habitant seront de plus en plus légères. Au contraire, soit qu'il s'agisse d'assurer le contingent des armées, soit qu'il s'agisse d'assumer les charges pécuniaires que représente l'entretien de ce contingent et son armement, les charges deviendront proportionnellement de plus en plus lourdes à mesure que s'abaissera le chiffre de la population.

Le budget de la guerre demande 19 francs à chaque Allemand, et il réclame 26 à chaque Français.

Le contingent français ne peut être que difficilement réuni; l'entretien de l'armée exige un prélèvement de 17 soldats sur 1,000 habitants, alors que la natalité n'est que de 22. En Allemagne, le prélèvement est de 11 soldats, alors que la natalité est de 36.

Les conseils de revision ne peuvent éliminer les non-valeurs en France, ils sont obligés de prendre tous les appelés, de là, le nombre des indisponibles pour cause de santé.

On comprend facilement quels dangers menacent la race française, et malheureusement tous ces faits indiscutables sont connus depuis déjà longtemps : ils vont s'accentuant chaque année et les pouvoirs publics semblent ignorer la question, s'en désintéresser et ne pas y attacher d'importance. Il me semble au contraire que le problème est de toute gravité. *La population de la France diminue.* Il est urgent d'agir, car plus on attendra, plus le relèvement sera difficile; les Français n'auront plus le temps de se défendre.

Il est urgent d'employer tous les moyens signalés comme pouvant avoir une action sur le mouvement de la population : il est inutile de discuter sur le rendement de chacun de ces moyens, il est indispensable de les utiliser tous, après leur application, on étudiera les résultats obtenus et il sera possible de les sélectionner. Trop souvent l'expérience, en effet, ne confirme pas les prévisions et cela en législation sociale comme ailleurs. Les causes qui diminuent la natalité, qui augmentent la mortalité sont multiples, les remèdes à appliquer doivent être multiples; les résultats se produiront simultanément et agissant les uns par les autres amélioreront cette situation.

Deux groupes de mesures sont à employer : 1° celles qui doivent augmenter la natalité ; 2° celles qui doivent diminuer la mortalité.

1° Mesures destinées a augmenter la natalité

La natalité par 1,000 habitants est en France de 22 pour 1,000, à Lyon elle est seulement de 18.7.

Au commencement du XIXe siècle, la natalité était beaucoup plus élevée, elle atteignait 32 pour 1,000. Mais dans le courant du siècle elle diminue régulièrement de une unité par période de 10 ans.

On peut se demander s'il est possible d'augmenter la natalité française.

Le plus souvent, la réponse à cette question est négative : on répond que la race française est peu prolifique; c'est là une erreur. Il existe en France des familles nombreuses dans toutes les classes de la société, mais surtout dans les familles ou très riches ou très pauvres. Dans la classe moyenne, les familles nombreuses sont exceptionnelles. On ne les observe que dans les cas où le même sexe se reproduit en série chez les enfants, familles de quatre ou cinq filles ou du même nombre de garçons. Les parents en augmentant leur famille cherchent à avoir un enfant du sexe qui leur manque.

Un fait d'observation courante montre bien qu'il ne s'agit pas de causes physiologiques dans la limitation à deux du nombre des enfants. Si un des deux enfants meurt, il est remplacé dans les neuf mois si les parents sont encore d'âge à avoir des enfants.

La race française est très prolifique, mais les Français ne veulent plus avoir d'enfants.

Placée dans d'autres conditions sociales, la race française est du reste très prolifique : on peut citer l'exemple des Canadiens français, qui en un siècle sont passés de 40,000 à 4,000,000. Au Canada, les familles moyennes ont dix enfants, les petites familles comptent sept enfants et il en existe beaucoup de vingt-quatre enfants.

Mesures de police.

La limitation de la famille est voulue et rendue plus facile par la campagne qui est faite par la vente d'instruments destinés à éviter la fécondation : cette campagne très active, faite à grand renfort de réclames, a des résultats effrayants. La natalité diminue très rapidement et bien des ménages se servent dès le début de leur mariage de ces instruments.

La réclame se sert de tous les procédés de publicité, conférences, brochures à allure médicale, correspondance à l'adresse des intéressés : c'est ainsi que dans la région, les mères qui ont eu des enfants reçoivent, dans les jours qui suivent l'accouchement, une lettre timbrée à 10 centimes, dans laquelle il est dit qu'une nouvelle grossesse serait très préjudiciable à la santé de la mère, que si elle nourrit, une nouvelle fécondation rendrait l'allaitement dangereux pour l'enfant et que l'emploi de tel appareil rend cet accident impossible. Voilà donc une mère qui va commencer à se servir de l'instrument dans l'intérêt de son enfant, mais il continuera après le sevrage.

Cette campagne devrait être empêchée : les parquets devraient poursuivre les réclames de ce genre.

Tous les procédés sont mis en œuvre pour empêcher la grossesse, si par hasard la fécondation se produit, tout va être mis en œuvre pour l'interrompre.

L'avortement criminel est actuellement très fréquent, il est impossible de donner des statistiques formelles ; mais à Paris, tous les accoucheurs s'élèvent contre la fréquence de ces avortements qu'ils ont à soigner dans leur service ; à Lyon, la même fréquence est observée.

Depuis trois ans, que j'ai l'honneur d'être professeur de clinique obstétricale à l'hôpital de la Charité, le nombre des avortements illégitimes augmente chaque année : les complications habituelles à ces avortements sont nombreuses et j'ai perdu sept malades de perforation de l'utérus, j'ai signé quatre fois le certificat de décès en spécifiant la cause des accidents, aucune recherche n'a été faite.

2

J'ai fait écrire une thèse à un de mes élèves sur cette question, j'ai fait une série de leçons sur ces cas affligeants (une observation concernait une femme mariée, mère de six enfants) et refusant d'être le complice légal et muet de pareils forfaits, j'ai obtenu le résultat que les malades mourantes n'entrent plus dans mon service.

Actuellement un certain nombre de femmes disent très simplement qu'elles se sont fait avorter, c'est souvent une amie qui les a aidées et la preuve des connaissances anatomiques de ces opérations nous est fournie par les complications que nous observons ; la cystite aiguë s'observe assez souvent alors que la grossesse continue, indiquant que l'injection criminelle a été faite par l'urètre.

Le cynisme le plus étonnant se manifeste dans les aveux, l'avortement est admis, exécuté sans hésitation, sans précautions, de là les accidents septiques qui, sans perforation de l'utérus, entraînent la mort.

L'avortement se pratique sans arrière-pensée ; c'est ainsi que deux femmes vont acheter un protecteur contre la fécondation ; le marché est fait par l'une d'elles pour le prix de 25 francs ; la vendeuse dit à l'autre : « Il ne vous faut pas pour vous un pareil instrument. — Oh! non, je n'en ai pas besoin, je suis enceinte. — Vous êtes enceinte! vous avez déjà deux enfants; il ne faut pas garder cela. » Et séance tenante, pour 25 francs, la poche des eaux est perforée : avortement de quatre mois.

La réclame des produits à employer pour les *retards* s'étale à la quatrième page des journaux et cache une industrie criminelle : l'agence envoie d'abord un flacon, puis, devant l'insuccès du médicament, elle expédie un opérateur qui pratique, entre deux trains, la perforation de l'œuf, puis disparaît. La malade est alors laissée aux soins des médecins de la région. On comprend les difficultés que peut rencontrer la preuve du crime : les cambrioleurs internationaux ne font pas mieux.

La législation concernant l'avortement doit être appliquée, ou bien elle doit être modifiée, si le droit à l'avortement est admis. Dans ce cas, avec les idées régnantes, on peut se demander si on verra encore des grossesses aller à terme.

Mesures fiscales.

La natalité peut être augmentée par des mesures fiscales destinées à rendre les charges des pères de famille moins fortes que celles des célibataires.

Actuellement, le père de famille supporte, en impôts directs et indirects, des charges bien plus considérables que le célibataire égoïste. Le sénateur Piot a cherché, par un ensemble de dispositions très bien comprises, à modifier cette injustice; mais ce n'est que pendant une seule année, en 1897, que les pères de sept enfants ont été dégrevés; depuis, les choses sont revenues à l'état antérieur.

Les mesures fiscales devraient s'appliquer à obtenir :

1º Le dégrèvement des familles moyennes;

2º Des primes pour les familles nombreuses;

3º A imposer spécialement les célibataires.

Malheureusement, ces mesures si utiles, si justes, sont tournées en ridicule, leur efficacité est contestée et aucun résultat n'a été obtenu.

Mesures concernant l'héritage.

Depuis la Révolution, le partage égal de l'héritage a produit ce résulttat bien inattendu de limiter le nombre des enfants.

Le droit d'aînesse a été supprimé, mais, dans la pratique, il a été rétabli, puisque le Français se contente d'un seul enfant.

Le père de famille, pour laisser à ses enfants une situation équivalente à la sienne, limite le nombre de ses enfants. Pour éviter de faire des malheureux, comme on le dit, il n'a qu'un enfant auquel il laisse toute sa fortune. S'il a deux enfants, c'est par précaution contre la mort possible.

Le paysan, l'industriel, se rendant compte que, par le partage égal, leur domaine, leur usine, seront inutilisables s'ils sont divisés en parts nombreuses, prennent leurs précautions pour éviter ce morcellement destructeur.

Le Play et son école considèrent la *liberté de tester* comme devant transformer la société actuelle au point de vue de la famille et des rapports entre les enfants et les parents.

Pour moi, la *liberté de tester* doit être considérée comme un remède à appliquer à la diminution de la natalité. Il naîtra un plus grand nombre d'enfants, parmi lesquels le père pourra choisir celui qui se substituera à lui, qui continuera à faire valoir son domaine, à diriger son industrie conservée intacte et utilisable. Cet enfant ne sera pas l'aîné ; ce sera l'un quelconque, à la charge de devoir à ses frères et sœurs une pension alimentaire en cas d'infortune.

Le partage égal a eu pour conséquence ce fait que les enfants sont les égaux de leurs parents. Un enfant hérite de son père, même alors qu'il a été condamné pour coups et blessures ayant occasionné la mort sans intention de la donner. On voit des enfants attendre oisifs la mort des parents pour toucher leur part de l'héritage, alors que s'ils avaient su qu'ils n'avaient rien à prétendre dans la succession, ils auraient travaillé. La jeunesse actuelle ne travaille que dans les classes pauvres. Mais ce sont là des conséquences secondes que fera disparaître la liberté de tester.

La natalité doit augmenter en proclamant la liberté de tester. Un essai peut être fait, et cela d'autant plus que cette mesure ne coûtera rien.

On objectera que c'est un retour en arrière, que c'est le rétablissement du droit d'aînesse, que le père ne choisira pas le plus digne, mais bien le plus faible, cela n'a pas d'importance au point de vue général. Ce que nous demandons, c'est que le père ne limite plus le nombre de ses enfants.

Si le père choisit le moins digne de ses enfants, son successeur ne remplira pas le rôle dont il l'a chargé et la famille toute entière pâtira de l'erreur de son chef.

Ce que nous demandons, ce n'est pas la création du majorat, ni celle du bien inaliénable qui immobilise une partie de la fortune, mais, au contraire, un état de la richesse publique toujours en évolution, mieux utilisée par quelques-uns, les avantagés et augmentée par les efforts des déshérités.

2° MESURES DESTINÉES A DIMINUER LA MORTALITÉ

La mortalité générale doit être combattue par tous les moyens possibles, et actuellement la lutte est engagée contre toutes les causes de maladies.

Les améliorations portent sur l'hygiène des villes, l'hygiène de l'habitation, l'hygiène de l'alimentation, l'hygiène corporelle, rendent certaines maladies moins fréquentes. La déclaration des maladies contagieuses et la désinfection rendent les épidémies plus rares et moins meurtrières. La vaccination et les revaccinations améliorent l'état sanitaire et tout cet ensemble de mesures diminuent la mortalité. A Lyon, la mortalité est passée de 27 à 20 pour 1,000.

La diminution de la mortalité est très sensible, c'est là un phénomène important et dont les résultats seront par la suite encore plus sensibles ; il est nécessaire de continuer cette lutte en dirigeant les efforts spécialement contre la tuberculose, la syphilis et l'alcoolisme.

Pour obtenir le maximum de résultats. il faut du temps et beaucoup d'argent. Il est une classe spéciale de maladies évitables que l'on peut combattre avec des résultats immédiats et relativement moins coûteux : ce sont les maladies qui frappent l'enfant en bas âge.

Mortalité de 0 à 1 an.

La mortalité qui frappe les enfants de 0 à 1 an est considérable : en France, elle frappe les enfants dans la proportion de 167,10 sur 1,000 décès, c'est-à-dire que sur 5 décès il y a eu 1 décès d'enfant de 0 à 1 an. En France, il meurt 150,000 enfants de 0 à 1 an, et cela sur 800,000 naissances environ, c'est-à-dire que 1 enfant sur 5 succombe dans la première année de la vie.

Les décès sont causés par :

La gastro-entérite. . . . . . . pour 40 %.
La débilité congénitale . .   —   30 %.
La broncho-pneumonie. .   —   20 %.
Autres causes. . . . .   —   10 %.

A Lyon, nous perdons 1,000 enfants de 0 à 1 an sur 8,500 naissances ; la mortalité réelle est plus grande à Lyon : beaucoup d'enfants sont mis en nourrice, meurent dans les départements voisins et le décès ne charge pas la statistique lyonnaise.

C'est la gastro-entérite qui pourrait être le plus facilement évitable ; elle est due à l'hygiène alimentaire défectueuse, ainsi qu'à l'ignorance des mères et à la fourniture des laits falsifiés. La broncho pneumonie, dans quelques cas, est la terminaison d'accidents intestinaux de même nature. La débilité congénitale ne cause pas tous les décès catégorisés sous ce nom ; la diarrhée emporte bien des enfants dont le développement insuffisant explique le décès pour l'entourage.

Nous allons étudier la mortalité de 0 à 1 an à Lyon et la comparer avec la mortalité de 0 à 1 an en France.

Mortalité de 0 à 1 an à Lyon.

Années	Naissances	Décès de 0 à 1 an	Sur 1.000 naissances il meurt de 0 à 1 an
1897	8,422	1,130	134
1898	8,402	1,198	142
1899	8,665	1,181	118
1900	8,399	1,245	147
1901	8,657	1,164	134
1902	8,717	1,113	127
1903	8,528	996	116
1904	8,313	1,198	144
1905	8,366	976	116
1906	8,473	1,082	127

Moyenne... 130,5

En France, la moyenne des décès de 0 à 1 an pour 1,000 naissances est de 169 de 1889 à 1893 et de 161 de 1894 à 1898. La mortalité à cet âge paraît donc moindre à Lyon que dans le reste de la France.

Les causes des décès de 0 à 1 an peuvent être classées en gastro-entérite, débilité congénitale, affections aiguës du poumon et autres causes qui comprennent toutes les autres causes de décès.

Mortalité de 0 à 1 an à Lyon par gastro-entérite, débilité congénitale, affections aiguës des poumons et autres causes. (Chiffres absolus.)

Années	Décès de 0 à 1 an	Gastro-entérite	Débilité congénitale	Affections aiguës du poumon	Autres causes
1897	1,130	340	369	162	259
1898	1,198	348	325	219	306
1899	1,181	327	363	215	276
1900	1,245	341	456	209	239
1901	1,164	301	412	205	246
1902	1,113	290	344	252	227
1903	996	301	306	167	222
1904	1,198	356	354	261	227
1905	976	255	338	200	183
1906	1,082	280	396	213	193

Le tableau suivant donne les chiffres proportionnels pour chaque affection à 1,000 décès de 0 à 1 an.

Mortalité par gastro-entérite, débilité congénitale, affections aiguës du poumon. (Proportions pour 1,000 décès de 0 à 1 an.)

Années	Gastro-entérite	Débilité congénitale	Affections aiguës du poumon	Autres causes
1897	300,8	326,5	143,3	229,4
1898	290,4	270,5	182,8	259,2
1899	276,8	307,3	182	233,9
1900	273,8	366,2	167,8	192,2
1901	258,5	355,9	176,1	209,5
1902	260,5	309	226,4	204,1
1903	302,2	309	167,6	221
1904	297	295,4	226,2	181,4
1905	261,2	336	204,9	197,9
1906	268	365,9	196,8	169,3
Moyenne sur 10 années	278,9	320,1	187,4	

La moyenne en France est, d'après Balestre et Gilletta et Saint-Joseph,

de	382,7	171	166	pour 1,000
	par gastro-entérite	par débilité congénitale	par affections aiguës du poumon	

D'après cette statistique du *Bulletin municipal*, la mortalité par gastro-entérite est très faible à Lyon : 278,9 pour 1,000 décès de 0 à 1 an ; la mortalité par débilité congénitale est au contraire considérable ; il semble que ces différences tiennent à la manière dont sont catalogués les cas dans les bureaux de la mairie.

Si, en effet, on consulte la statistique de *Lyon médical* qui est établie par un médecin, les chiffres sont tout différents :

Mortalité par gastro-entérite de 0 à 1 an :

	Statistique du *Lyon médical*	Statistique du *Bulletin municipal*
1897	528	340
1898	507	348
1899	501	327
1900	512	341
1901	434	301
1902	405	290
1903	402	301
1904	486	356
1905	346	280
Moyenne.	458	Moyenne. 320

D'après le *Lyon médical*, la mortalité par gastro-entérite est donc beaucoup plus élevée ; elle tend à diminuer légèrement, mais la mortalité moyenne s'élève à 458 pour 1,128 décès de 0 à 1 an ; la proportion pour 1,000 décès de 0 à 1 an s'élève à 406 ; presque la moitié des décès de 0 à 1 an sont causés par la gastro-entérite. Je ne sais comment expliquer ces énormes différences.

Il est probable que les certificats de décès portent les deux mots : débilité congénitale et gastro-entérite, et qu'ils sont classés différemment à la mairie et au *Lyon médical*. Avec cette nouvelle statistique qui, je crois, correspond à la vérité, la mortalité par gastro-entérite est considérable à Lyon, 406 sur 1,000 décès de 0 à 1 an au lieu de 384 dans toute la France.

Lutte contre la mortalité infantile.

Cette mortalité est très considérable pendant la première année de la vie ; elle reste importante pendant la seconde année, mais beaucoup moindre. Elle est due à trois causes principales : la gastro-entérite, les affections aiguës du poumon et la débilité congénitale.

Les autres causes comprennent les affections contagieuses, la tuberculose pulmonaire et méningée, les malformations, etc. ; de ces causes quelques-unes seront modifiées par l'hygiène générale de l'habitation, la prophylaxie des maladies contagieuses, etc. ; la mortalité des enfants sera diminuée en même temps que la mortalité générale.

Pour le groupe des affections : gastro-entérite, affections du poumon, débilité congénitale, il est indispensable d'employer des moyens particuliers.

Mesures contre la gastro-entérite des enfants.

La gastro-entérite est due à une hygiène alimentaire défectueuse, et, en améliorant cette hygiène, la gastro-entérite devient beaucoup plus rare ; son éclosion et son développement sont empêchés par des mesures prophylactiques simples qu'il faut apprendre aux mères.

L'éducation de celles-ci doit commencer de bonne heure ; les jeunes filles doivent être instruites des règles principales de l'hygiène infantile. Au Congrès de Bruxelles, le 2 septembre 1903, a été émis le vœu que « pour les jeunes filles, depuis l'école primaire jusqu'à l'école nor-« male, et spécialement dans les écoles ménagères, il soit institué des « leçons pratiques d'hygiène infantile ».

Mais c'est surtout au début et au cours du nourrissage qu'il devient urgent d'apprendre aux mères les règles hygiéniques à suivre. Dans la région lyonnaise, semblable enseignement est très nécessaire, car l'allaitement est conduit d'une façon lamentable, les pratiques les plus dangereuses sont employées par tout le monde et les mères qui ont eu beaucoup d'enfants, les nourrices qui ont élevé beaucoup de nourrissons sont aussi dangereuses que les autres et les résultats le démontrent : sur dix enfants, il leur en reste souvent que deux ou trois.

Rien ne vaut l'allaitement au sein.

Tel est le premier principe à inculquer aux mères ; or, cet aphorisme indiscutable n'est pas admis. L'allaitement au sein est tombé dans le discrédit le plus complet ; le nourrissage au sein est considéré comme un supplice auquel un mari ne peut condamner sa femme, et un fabricant lyonnais nuirait à son crédit s'il laissait sa femme nourrir son enfant ; il prend une nourrice dont les rubans, par leur largeur et leur longueur, sont aux yeux de tous le signe de sa richesse.

Dans la classe bourgeoise, l'allaitement au sein par la mère n'est pas employé ; l'enfant est mis en nourrice à la campagne ; la mère croit qu'il lui est impossible de nourrir, elle ne fait même pas une tentative. Si par hasard elle essaie, l'allaitement, mal dirigé, donne de mauvais résultats ; l'enfant crie, et les parents, pour se débarrasser de l'enfant, le mettent en nourrice.

Dans le peuple, il en est de même, et l'on voit des mères qui gagnent péniblement 50 centimes, 1 franc par jour, et qui donnent 1 fr. 25 à la nourrice qui est supposée nourrir l'enfant au sein et qui en réalité le gorge de lait ou de soupe.

L'allaitement au sein est considéré par tous comme impossible à réaliser ; l'enfant est un objet de terreur, par ses cris continuels il effraye ses parents ; les voisins se plaignent de l'enfant qui, par ses cris de la nuit, trouble leur sommeil. Quelques mères très courageuses luttent et gardent leur enfant jour et nuit au sein, le calment dès qu'il crie en lui donnant à teter, et ainsi apparaissent les troubles dus à la suralimentation : vomissements, diarrhée, troubles digestifs qui sont traités par des sirops, des médicaments, au lieu de l'être par l'hygiène ; le plus souvent, même après un essai, on voit des femmes qui ont du lait mettre leur enfant en nourrice, uniquement parce qu'elles ne savent comment il faut nourrir.

C'est au médecin qu'incombe la charge d'apprendre aux mères à nourrir, cela pendant qu'il donne des soins à la nouvelle accouchée ; ce rôle doit être rempli par l'accoucheur qui dirige la maternité.

Pendant les quinze jours qui suivent la naissance, le médecin doit diriger l'allaitement, chaque jour spécifier d'une façon précise ce que l'on doit faire pour l'enfant et le procédé employé doit être systématique, basé sur la physiologie de la digestion du nourrisson, de manière à ce que l'enfant ne crie pas, le cri est en effet ce qu'il faut éviter, car pour les parents le cri est une manifestation due à la faim, et immédiatement on lui donne un nouvel aliment ou médicament : l'eau de fleur d'oranger, le lait de vache coupé d'infusions, le sirop de chicorée, l'eau de riz, etc.

Il faut spécifier qu'on ne donnera rien à l'enfant en dehors du sein, que les tetées seront espacées, on évite ainsi les gerçures et les crevasses ; mon élève Chauliac, dans sa thèse sur l'hygiène alimentaire des nouveau-nés pendant les quinze premiers jours (th. de Lyon, 1904), a étudié la règle que j'emploie pour nourrir les enfants.

Réglementation des tetées.

Au bout de vingt-quatre heures, l'enfant est mis au sein cinq minutes de chaque côté, et le médecin doit prévenir qu'il prendra très peu de lait, mais que cette faible quantité est suffisante ; le second jour, il est mis deux fois au sein, une fois le matin, une fois le soir ; le troisième jour trois fois ; le quatrième jour, quatre fois et ainsi jusqu'au sixième jour ; l'enfant tète alors toutes les trois heures pendant dix minutes. Un grand nombre d'enfants peuvent rester toute la nuit, de 10 heures du soir à 6 heures du matin sans se réveiller et sans teter ; quelques-uns se réveillent entre minuit et 3 heures du matin, on leur donne le sein et ils se rendorment jusqu'au matin.

Les enfants sont ainsi dressés, ils ne font que teter et dormir, à la grande stupéfaction des parents, qui mettent ce silence et cette torpeur sur le compte des qualités spéciales à leur enfant ; mais la victoire est remportée et il ne s'agit que de persévérer.

Trop souvent, sous l'influence de l'entourage, la mère donne à teter avant les trois heures, persuadée qu'elle est qu'un enfant ne peut pas profiter en tetant si rarement et si peu longtemps, et en quelques jours le désordre le plus complet règne et très rapidement l'enfant déréglé se met à crier, plus il crie, plus on lui donne le sein, la mère le garde au sein, elle ne dort plus, elle perd son lait et l'enfant part en nourrice d'où il ne revient pas.

Pendant longtemps, il faut que le médecin se dévoue à cette tâche ingrate de diriger l'allaitement jour par jour : bien des difficultés viennent rendre sa tâche plus arduc, les gerçures, la sécrétion lactée insuffisante des premières semaines chez les primipares, l'idée arrêtée que la mère ne peut pas nourrir, l'essai a été fait pour d'autres enfants, et souvent c'est la trop grande quantité de lait qui est la cause des accidents.

La suralimentation par excès de lait ingéré, surtout la suralimentation par tetées trop rapprochées est plus fréquente que le défaut d'alimentation. Quoi qu'en dise Runge, qui soutient que les femmes qui n'ont pas été nourries au sein ne peuvent pas elles-mêmes nourrir, ce qui explique l'agalactie, les seins sécrétent du lait aujourd'hui comme autrefois, mais personne ne sait comment l'employer.

L'agalactie absolue est rare (3 %), l'agalactie relative est compatible avec un nourrissage très satisfaisant, mais pour cela il faut utiliser tout le lait sécrété et le conserver précieusement et le médecin doit soutenir que si faible que soit cette sécrétion, elle a une valeur énorme, car elle permettra l'allaitement mixte.

Le lait de la mère doit être considéré à *priori* comme étant de très bonne qualité, les mères attribuant tous les phénomènes que présente leur enfant à la mauvaise qualité de leur lait, il est nécessaire d'être très affirmatif, si le médecin laisse échapper le moindre doute, le nourrissage est cessé brusquement.

Assurément, il existe des cas d'intolérance du nourrisson pour le lait de la mère, mais ces faits sont rares et on ne doit admettre cette particularité qu'en dernière analyse ; certains laits très gras sont mal digérés par l'enfant. L'hygiène maternelle peut diminuer cette proportion de beurre.

Contre-indications du nourrissage maternel.

Les contre-indications du nourrissage par les mères sont : la tuberculose ouverte, les maladies du cœur non compensées ; ce sont là des contre-indications absolues. Il en est de même des malformations externes du mamelon qui est complètement ombiliqué et là encore il faut prendre patience, quelquefois le mamelon se modifie et l'enfant tète en prenant l'aréole à pleine bouche.

Dans l'immense majorité des cas, l'allaitement au sein par la mère est possible, la réglementation des tetées à six par vingt-quatre heures rend l'allaitement très facile, l'enfant ne fait que teter et dormir. L'enfant est très sage, ne crie jamais en dehors de l'heure de la tetée, ce qui fait que l'allaitement au sein peut s'adapter à presque toutes les conditions sociales : c'est au médecin à s'ingénier à organiser l'allaitement suivant les exigences de la situation. On choisit les heures les plus favorables pour les tetées, les heures les plus fréquemment acceptées sont 6 heures, 9 heures, midi, 3 heures, 6 heures et 9 heures du soir ; si la mère désire commencer plus tôt, ou finir plus tard, elle le peut. Il ne faut pas croire qu'il faille toujours six tetées, j'ai observé des enfants réglés à quatre tetées par vingt-quatre heures et qui se développaient très normalement.

En partant de ces principes, l'allaitement au sein est compatible avec des occupations très nombreuses : l'enfant bien dressé se plie à tous les régimes.

Mais il faut pour arriver à ce résultat, mais surtout pour le conserver, que quelqu'un d'autorisé dise tout cela, le répète incessamment, au début et au cours de l'allaitement, il faut que la mère soit conseillée, soutenue contre les défaillances, encouragée dans les petites difficultés qu'elle peut rencontrer, défendue contre les réflexions de l'entourage. Le médecin doit constamment défendre les droits de l'enfant au lait de sa mère.

C'est dans ce but qu'ont été créées les consultations de nourrissons, véritables écoles des mères, qui sont le meilleur moyen de lutte contre la mortalité infantile.

Consultations de nourrissons.

En 1892, Budin crée à l'hôpital de la Charité, à Paris, la première consultation de nourrissons annexée à son service d'accouchements. Budin avait constaté que la mortalité des enfants nés dans son service était très grande et que le plus souvent la mort était dûe à des soins inintelligents. Son initiative a été féconde en résultats. De toutes parts se sont créées de ces écoles des mères, où elles accourent en grand nombre, désireuses qu'elles sont de conserver leurs enfants, mais ignorantes de la conduite à suivre.

Le but de ces consultations est double : 1° surveiller la santé de l'enfant par des examens suffisamment rapprochés ; 2° donner des conseils à la mère pour bien diriger l'hygiène alimentaire de l'enfant, entretenir les résultats obtenus pendant le séjour dans les services.

Dans la famille.

La mère nourrice est soumise à des influences multiples dont le résultat final est la cessation de l'allaitement au sein, même alors qu'elle a
du lait : le père, la grand'mère, les voisins ne peuvent croire que son
enfant progresse normalement en ne lui donnant le sein que six fois par
jour, tout l'entourage ne peut croire que la tetée de dix minutes soit
suffisante et, fait encore plus fréquemment observé, la mère doute de la
qualité de son lait, tous les malaises de l'enfant sont expliqués en disant :
mon lait n'est pas nourrissant. Il est donc indispensable de peser l'enfant, de bien montrer à la mère qu'il prospère, de l'armer ainsi contre
les critiques des adversaires de l'allaitement. Si l'enfant réglementé ne
va pas très bien, il est nécessaire de modifier l'hygiène alimentaire
de manière à remettre tout en ordre, sans cela l'enfant est mis en
nourrice par les parents à la troisième semaine, au lieu de l'être dès la
naissance.

Les consultations de nourrissone sont de plusieurs ordres et annexées
à différentes consultations. Aux *Maternités* sont rattachées des consultations faites par des accoucheurs, où sont admis seulement les enfants
sans affections médicales et nourris au sein : les mères ont été dressées
à l'allaitement dans les services, elles ont confiance dans le personnel,
elles amènent volontiers leur enfant, elles écoutent et suivent les
conseils qui leur sont donnés.

Dans les *services de maladies des enfants*, il existe des consultations où
les pédiatres dirigent l'allaitement des enfants malades.

Les *Mutualités maternelles*, au début, surveillaient les nouveau-nés
pendant une période limitée à trente jours; elles ont résolu de continuer leurs soins pendant dix-huit mois, grâce à des consultations de
nourrissons dirigées par des médecins. En 1905, dans le déparlement
de la Seine, ces consultations ont réuni 1,377 enfants, dont 1,200, c'est-
à-dire 87 % ont été nourris au sein par la mère, et cela dans le milieu
ouvrier où il semble que la condition sociale de la mère ne semble pas
lui permettre de nourrir son enfant.

La valeur des consultations de nourrissons comme moyen prophy-
lactique contre la mortalité infantile peut être actuellement très aisé-
ment appréciée.

Pour démontrer que leur efficacité est très grande, il suffit de relater
les résultats obtenus dans deux départements, l'Yonne et le Pas-de-Calais.

Dans l'Yonne, M. Marois, inspecteur départemental, a comparé la mortalité infantile de l'année 1905 avec celle de sept années antérieures, dans les communes où venaient d'être établies les consultations de nourrissons ; la mortalité de 0 à 1 an a beaucoup diminué dans toutes.

A Appoigny, le docteur Mocquot reçoit dans la consultation 60 enfants. 8 sont morts de gastro-enterite, 9 seulement ne lui ont pas été présentés, et parmi eux 4 succombent à la même maladie. La mortalité des enfants en dehors de la consultation a été dix fois plus forte que celle des enfants qui sont dirigés par le médecin.

De même, dans le Pas-de-Calais, toutes les communes où il existe une consultation ont une mortalité diminuée du tiers ou de la moitié, alors que dans les autres communes la mortalité augmente.

A Paris, les résultats des consultations de nourrissons montrent que la mortalité est très faible : on voit donc que, à la ville comme à la campagne, la surveillance de l'hygiène alimentaire est nécessaire, que les mères ont besoin d'être dirigées et que, par cette seule mesure, on obtient une diminution considérable de la mortalité, et fait plus important, les résultats favorables sont obtenus immédiatement. Dès que la consultation fonctionne, la mortalité diminue.

La consultation ne coûte pas beaucoup à organiser et à faire fonctionner. A la campagne, à la ville, elles ont été installées facilement ; elles diminuent partout la mortalité infantile. Elles ont de plus l'immense avantage de dresser les mères, et j'ai constaté souvent que les mères indociles, qui avaient mal soigné leur premier enfant, élevaient beaucoup plus facilement le second, ce qui permet de penser que lorsque les consultations de nourrissons auront fonctionné pendant quelques années, les règles qui doivent régir l'allaitement seront connues et que l'hygiène infantile aura fait des progrès considérables.

Les consultations de nourrissons ont des adversaires. M. Pinard, à l'Académie de médecine, a dit que les mères négligeaient leur ménage pour venir à la consultation et que les consultations propageaient les maladies contagieuses. Peur lui, l'application rigoureuse de la loi Roussel doit donner de meilleurs résultats.

Je ne crois pas que le ménage soit abandonné si la mère, une fois par semaine, utilise deux heures à venir à la consultation : les feuilletons du journal et la chronique lui font perdre chaque jour plus de temps.

L'objection basée sur la propagation des maladies contagieuses doit être prise en sérieuse considération. Il est indispensable que chaque mère soit, à l'arrivée, interrogée sur l'état de l'enfant ; du reste, les

mères sont les premières à signaler l'existence d'un état particulier ;
elles refusent d'entrer dans la salle commune : elles disent en arrivant :
« Je crois que mon enfant est malade », et il est nécessaire d'avoir un
cabinet de consultations spécial pour les douteux, avec entrée particu-
lière, évitant tout contact avec les enfants sains.

La loi Roussel prescrit une visite médicale par mois. Si l'enfant est
nourri par une personne expérimentée, si l'enfant va bien, cette visite
mensuelle est très suffisante ; elle permet de constater l'état satisfaisant
de l'enfant. Mais si, comme cela est la règle, l'enfant est élevé d'après
les errements habituels, les résultats obtenus sont mauvais, et surtout,
on ne peut ainsi obtenir l'amélioration générale des procédés d'alimentation des enfants. Pour cela, il est nécessaire d'examiner l'enfant tous
les huit jours, pour parer aux accidents dès leur début, convaincre les
mères et, après plusieurs années de propagande, les errements déplorables auront disparu ; alors seulement la loi Roussel donnera tous les
résultats que l'on est en droit d'espérer.

*Adaptation de l'allaitement au sein aux différentes conditions sociales
des mères.*

Quand la mère reste au foyer pour garder son enfant, la direction de
l'allaitement est assez facile ; la femme ne voit pas dans l'enfant un obs-
tacle à son gain journalier ; l'enfant, bien dressé, tète toutes les trois
heures pendant dix minutes ; le temps de la tetée est pour la mère une
sorte de repos. Dès que l'enfant a teté, il est remis dans son berceau ; il
se rendort pendant les premiers mois, reste éveillé et joue dans les
mois suivants. Il ne crie jamais, n'a pas été habitué à être bercé, secoué
sur les bras ; il permet à la mère de continuer ses occupations ménagères ou manuelles.

L'enfant bien dressé crie régulièrement le soir pendant deux heures ;
c'est ce que j'appelle la *crise de cris*, période régulière de deux heures
de durée, qui se produit chez les enfants bien portants, bien dressés. Il
faut prévenir les parents de l'existence de cette période, qui dure de
5 à 7 heures ou de 6 à 8 heures du soir, toujours à la même heure pour
chaque enfant. Il faut savoir que rien ne le calme, qu'il ne faut pas
employer de remèdes ; l'enfant n'est calmé par rien, il n'a pas de troubles digestifs, il ne veut pas prendre le sein. Cette période dure généra-
lement pendant le deuxième, le troisième et le quatrième mois. Elle
cesse peu à peu, et il est à remarquer que lorsque la crise de cris est bien

nette, la nuit est très calme; si l'enfant n'a pas crié, la nuit est moins bonne.

Mais pour les ouvrières, comment faire? Quelques-unes d'entre elles peuvent deux fois par jour, à 9 heures et à 3 heures, venir quelques minutes donner le sein à l'enfant : souvent c'est impossible.

Crèches d'usines, crèches municipales.

Ce qu'il est nécessaire d'organiser, c'est *la crèche d'usine*, ou mieux la *chambre d'allaitement* : les nourrissons sont apportés par les mères le matin, confiés à une garde dans un local approprié, et à 9 heures et à 3 heures la mère vient donner le sein à son enfant. L'enfant se réveille à ce moment précis et se rendort après la tetée, rendant presque nulle la surveillance de la gardienne. C'est là une organisation facile à réaliser, peu coûteuse, dont aucun industriel ne peut priver les mères, car elle n'est pas une cause de perte de temps très considérable.

Les *crèches municipales*, qui existent à Lyon, rendent de grands services et rendent possible l'allaitement au sein par le même moyen : la mère vient allaiter son enfant à heures fixes.

Nourriceries.

Les mères, qui n'ont pas de foyer, les domestiques peuvent-elles nourrir? C'est dans le but de les recevoir qu'ont été créées les nourriceries : ces asiles permettent aux mères de nourrir leur enfant et avec lui un second enfant, quelquefois même un troisième.

La nourricerie Rémond, qui fonctionne à Lyon sous la direction des hospices civils, est organisée suivant ces principes: elle comprend trois pavillons pour les nourrices auxquelles sont confiés un, deux ou trois enfants. C'est une organisation type qui mérite d'être signalée.

Malheureusement ces organisations sont coûteuses; elles correspondent à un besoin, mais le nombre des nourrices ainsi hospitalisées est peu considérable.

Nourrices payées.

L'idéal, évidemment serait que la mère pauvre pût rester chez elle et être la nourrice payée de son enfant.

C'est dans ce but que, actuellement, sont établis des crédits qui sont loin d'ailleurs de répondre aux exigences du moment.

La ville de Lyon distribue, par an, 20,000 francs en subsides aux jeunes mères indigentes.

L'assistance départementale verse 24 francs par mois aux mères qui allaitent. Des sociétés privées : la Société protectrice de l'enfance, le Nourrissage maternel, la Charité maternelle donnent des secours aux mères, mais le plus souvent à partir du deuxième ou troisième enfant.

De plus, tous ces allaitements au sein, qui ne sont soumis à aucune surveillance médicale, qui échappent au contrôle régulateur d'une consultation, sont le plus souvent mal dirigés ; la suralimentation est très fréquente et les enfants courent tous les risques sérieux de troubles digestifs qui peuvent aller jusqu'à la gastro-entérite vraie, surtout pendant la période estivale.

Malgré tout, même insuffisamment dirigé, l'allaitement au sein maternel reste supérieur à tous les allaitements artificiels, et ce qui le prouve mieux que tous les raisonnements, ce sont les chiffres des statistiques de la mortalité des enfants élevés au sein d'une part, des enfants élevés au biberon d'autre part. A la maternité de l'Hôtel-Dieu de Lyon, le docteur Voron a relevé les chiffres suivants dans les registres de la Consultation. La mortalité des enfants nourris au sein par la mère a été de 11 %; celle des enfants élevés au biberon par la mère de 30 %, et enfin la mortalité des enfants élevés au biberon en nourrice est montée jusqu'à 47 %, sur 721 de ces derniers, 383 seulement survivaient au bout d'un an.

Allaitement mixte.

Mais parfois, en dépit de la bonne volonté de la mère et des conseils du médecin, la sécrétion lactée est insuffisante. Il faut cependant la conserver, employer la quantité de lait que peut donner la mère ; mais compléter la ration alimentaire de l'enfant par une quantité variable de lait : c'est l'*allaitement mixte*. Cette méthode donne des résultats excellents, mais bien plus encore que l'allaitement au sein, elle demande une surveillance de tous les instants pour déterminer la quantité nécessaire mais suffisante de lait à donner à l'enfant par tetée. Il faut aussi réagir à chaque instant contre la tendance de la mère à diminuer les tetées au sein, à faire passer l'enfant complètement à l'allaitement artificiel.

Allaitement artificiel.

Que dire de l'utilité de la surveillance de l'allaitement artificiel complet. C'est évidemment un pis aller, mais qui peut être une obligation de par l'état de la mère ou des maladies contagieuses de l'enfant.

En ville, l'allaitement artificiel donne des résultats déplorables. Le lait fourni à la classe ouvrière est le plus souvent largement coupé; l'écrémage se fait sur une grande échelle. De plus ce lait, fourni par des vaches inconnues et non surveillées, peut être un agent transmetteur des maladies contagieuses, la tuberculose surtout.

Le lait à Lyon.

Nous sommes à Lyon dans un état qui semble voisin de la sauvagerie : la moyenne des laits vendus est insuffisante pour l'alimentation des enfants, la teneur en beurre s'élève à 30 grammes par litre ; mais cette moyenne, qui serait satisfaisante, montre qu'il existe un grand nombre de laits moins riches, l'analyse montre des laits qui contiennent moins de 10 grammes de beurre, quelques-uns moins de 20 grammes.

Le nouveau-né et l'enfant ont pour *seul aliment* le lait, il est de toute nécessité de surveiller ce produit : les falsifications sont très fréquentes.

Pour en donner une idée, il faut signaler le fait suivant :

Après vingt années de surveillance, le bureau d'hygiène municipal constate, en mai 1906, 14 laits falsifiés sur 100 ; le service est interrompu de juillet 1906 à mai 1907, à la reprise du service 90 % des laits sont falsifiés, écrémés, mouillés, etc.

Grâce à la permission de M. le Maire de Lyon et de M. l'Adjoint chargé de l'hygiène, le laboratoire municipal a examiné 20 laits marchands, il a trouvé 14 laits falsifiés, 4 mouillés, 6 écrémés, 4 écrémés et mouillés.

Ces falsifications s'accompagnent de pullulations microbiennes très nombreuses, de là des accidents de gastro-entérite très fréquents : *l'eau du mouillage n'est certainement pas bouillie.*

La surveillance du lait doit se réaliser sur le lieu de production : *surveillance des étables*, de plus à l'arrivée dans la ville, *surveillance dans les gares*, et enfin chez les débitants, *surveillance des laits marchands.*

Il est nécessaire d'établir un lait type, que nous dénommerons le *lait pour enfant*, par définition il contiendra 35 grammes de beurre : le reste du commerce du lait sera libre et l'on pourra poursuivre le vendeur pour tromperie sur la marchandise vendue comme lait pour enfant.

Ce chiffre de 35 grammes de beurre n'a rien d'exagéré par la teneur en lait de notre région : le lait total de la vacherie municipale a donné jusqu'à 52 grammes de beurre par litre.

Distribution de bon lait.

Les résultats de l'allaitement artificiel ont été surtout améliorés par la création de centres de distribution de bon lait. Ainsi à Paris la Goutte de lait de Belleville distribue du lait stérilisé à 105°, 108°.

La ville de Lyon a ouvert un crédit de 40,000 francs et créé une organisation type pour la distribution aux indigents de lait stérilisé. Rien n'y manque : vacherie modèle, stérilisation absolue du lait, surveillance des enfants par des consultations, crèches pour dépoper les enfants pendant le travail des mères. Chaque jour, trois cents litres de lait stérilisé sont distribués à 350 enfants indigents.

Les gouttes de lait, type Dufour, distribuent du lait soxhlétisé.

C'est ce que nous avons créé à Lyon, où deux centres (et bientôt trois) fonctionnent depuis deux ans à la consultation Budin.

Sur les 184 enfants qui, régulièrement, ont suivi les consultations et pris le lait fourni, 3 seulement sont morts, ce qui fait une mortalité de 1,6 %, tandis que la mortalité de l'allaitement artificiel est, en France, de 35,8 % et à Lyon était spécialement de 41 %.

Parfois le lieu d'habitation de la mère est éloigné de la Goutte de lait : c'est une difficulté pour la distribution quotidienne du lait. Pour remédier à cet inconvénient, il faut que les centres de distribution soient suffisamment nombreux, afin que chaque matin les mères aient un trajet minime à parcourir pour venir chercher leur provision de lait.

La ville ne peut prendre ombrage des distributions de la Goutte de lait ; ce n'est pas pour elle une concurrente. La Goutte de lait s'adresse à une clientèle différente, non pas riche, mais qui peut néanmoins payer 30 centimes sa provision quotidienne.

Depuis quelques jours, à la Goutte de lait, nous fabriquons du babeurre de crème que nous distribuons à nos enfants ; les résultats sont très satisfaisants et seront étudiès ultérieurement.

En somme, si à Lyon on fait le total des enfants qui sont allaités gratuitement ou presque gratuitement, on en trouve :

350 par la ville,
200 par la Société protectrice de l'enfance,
 50 par l'Œuvre du nourrissage maternel,
100 par la Goutte de lait,
 50 par la Mutualité maternelle.

Au total, sont assistés seulement 750 enfants sur les 3,000 indigents qui naissent en moyenne dans les hôpitaux de Lyon chaque année.

Il y a là une lacune à combler ; pour avoir des résultats satisfaisants, il faut agir sur tous les enfants et pas seulement sur un certain nombre. Ce ne peut pas être la charge d'œuvres privées, c'est à la municipalité à soigner ses enfants, à prendre en main l'initiative des divers moyens dont nous venons de parler, à les réaliser et les compléter dans le plus bref délai possible.

Partout où ils sont mis en pratique, est enrayée la mortalité infantile par cette entente : les résultats favorables sont non seulement probables, mais absolument certains, de plus, il n'y a pas besoin d'attendre pour les constater, ils apparaissent de suite dans toute leur évidence.

Mesures à prendre contre la débilité congénitale.

Le second facteur important de la mortalité infantile est la débilité congénitale.

Contre elle existe aussi un ensemble de moyens prophylactiques appropriés.

Souvent la mère, pour gagner sa vie et celle parfois d'une famille nombreuse a dû travailler pendant toute sa grossesse : elle s'est fatiguée, surmenée, sa nutrition est insuffisante, rien d'étonnant à ce qu'elle accouche soit prématurément, soit à terme d'un enfant de poids faible, dans les deux cas c'est un débile.

Toute femme enceinte devrait se reposer pendant les derniers mois de sa grossesse.

C'est dans ce but qu'ont été créés des asiles-dortoirs, annexés aux maternités hospitalières. A Lyon, ils peuvent recevoir 50 femmes enceintes de 7 à 9 mois.

Des institutions privées, l'Asile de nuit (Mlle Morel), l'Œuvre de la Samaritaine, fondée et dirigée par Mme Sabran, reçoivent aussi des femmes en état de grossesse.

D'autres œuvres assistent les femmes enceintes à domicile par des secours : la Mutualité maternelle, la Charité maternelle.

Même simplement les consultations gratuites pour femmes enceintes, annexées aux maternités, rendent de très grands services aux mères ; elles y reçoivent des conseils d'hygiène, les malaises et maladies de la grossesse y sont traités, les dystocies prévues, écartées parfois. La grossesse est meilleure, plus facilement supportée, les femmes plus confiantes sont préparées à l'allaitement au sein, qu'elles viendront faire surveiller à la consultation des nourrissons.

Pour les enfants en état de débilité congénitale, l'allaitement au sein est une nécessité absolue sous peine d'une mortalité considérable.

Là plus encore que dans les autres cas, il faut conserver à l'enfant sa mère et faire que celle-ci ne veuille pas se remettre trop rapidement à son travail, au détriment de la santé de son enfant.

En France, d'ailleurs, de par la loi de 1893, les femmes en couches sont considérées comme des malades.

Au Congrès de Berlin, en 1890, avait été voté le vœu que « la femme en couches ne soit admise au travail que quatre semaines après l'accouchement ».

Récemment, au Congrès d'Arras, en 1904, des vœux de même nature ont été émis.

A côté de toutes ces mesures à prendre, il y aurait aussi à étudier tout un point de vue social de la question : la paresse du mari, son alcoolisme chronique, sont souvent une cause du travail continu et exagéré de sa femme, et l'enfant né d'une mère exténuée et d'un père éthylique sera évidemment un débile.

Il reste enfin à parer aux maladies contagieuses (broncho-pneumonie, variole, etc.), qui sont le troisième facteur étiologique important de la mortalité infantile.

L'hygiène générale des villes, la propreté et la salubrité des locaux d'habitation qui seront suffisamment spacieux, logements éclairés et bien aérés, la propreté corporelle joueront là un grand rôle.

Certaines maladies contagieuses, *la variole notamment*, peuvent être prévenues par des vaccinations fréquentes et en masse. D'autres ne peuvent qu'être isolées dès leur apparition.

Toutes les maladies infectieuses, et surtout la broncho-pneumonie, atteignent tout particulièrement les enfants débiles ou ceux dont l'intestin est malade et en somme prévenir la débilité congénitale et la gastro-entérite, c'est prévenir par là même la broncho-pneumonie qui en est la terminaison fréquente.

Tel est l'ensemble des principaux moyens à employer.

Évidemment, leur réalisation, même partielle, coûtera très cher.

Mais il faut se souvenir que la vie n'a pas de prix et que la France est assez riche pour soigner ses enfants,

Actuellement, elle fait des sacrifices considérables pour ses vieillards.

Ainsi, à Lyon, un crédit de 800,000 francs par an est ouvert pour assister 12,000 vieillards.

En face de ces grosses dépenses, 60,000 francs seulement sont prévus pour les enfants qui cependant sont l'espoir de la France.

Sans vouloir médire de l'assistance aux vieillards, il est évident que les enfants méritent autant sinon plus.

Que la loi de l'assistance de la vieillesse fonctionne, c'est bien, mais il est de toute nécessité d'y ajouter l'assistance directe de l'enfant.

C'est aux législateurs vraiment soucieux des intérêts du pays qu'il appartient de prendre les mesures nécessaires pour conserver à la patrie ses défenseurs, à la République ses électeurs, et permettre ainsi à la France de continuer, comme par le passé, son rôle d'éducatrice des nations.

8016 — Lyon, Imp. Réunies (Delaroche et Schneider).